AF466873

906

Des

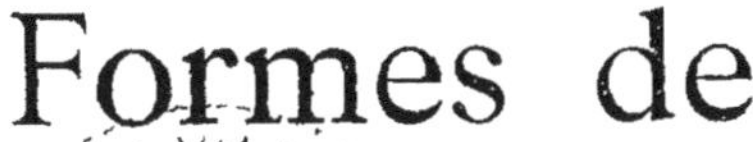

Formes de Rhumatismes justiciables de Plombières

PAR

Le Docteur ARMAND GILLOT

Médecin consultant à Plombières

PARIS
LIBRAIRIE A. MALOINE
25-27, *rue de l'École-de-Médecine*, 25-27

—

1906

T163 e
1301
12

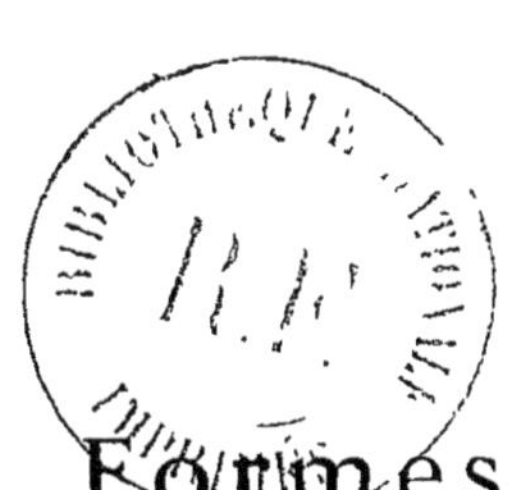

Des

Formes de Rhumatismes

justiciables de Plombières

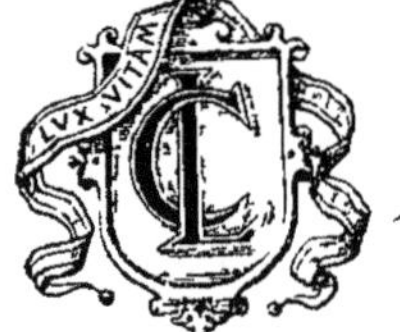
IMPRIMERIE
CONTANT-LAGUERRE
LUX VITAM
BAR-LE-DUC

Des

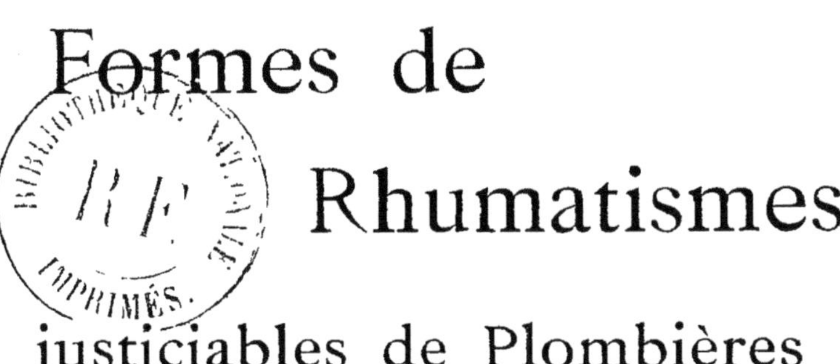

Formes de Rhumatismes justiciables de Plombières

PAR

Le Docteur ARMAND GILLOT

Médecin consultant
à Plombières

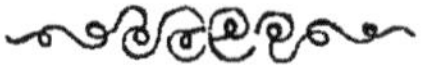

PARIS
LIBRAIRIE A. MALOINE
25-27, *rue de l'École-de-Médecine*, 25-27

1906

Des

Formes de Rhumatismes

justiciables de Plombières

Si Plombières, dans l'esprit des médecins et des gens du monde, éveille de suite comme par une sorte d'équation l'idée d'entéro-côlite, il n'en est pas moins vrai que la coquette cité vosgienne reste toujours la vieille station rhumatismale où les malades viennent chercher un soulagement à leurs douleurs articulaires et névralgiques. Fréquenté dans ce but depuis des siècles, il importe de ne pas oublier qu'à côté du Plombières gastro-intestinal s'élève le Plombières rhumatismal renommé à juste titre.

ACTION PHYSIOLOGIQUE DE PLOMBIÈRES SUR LES RHUMATISMES

Le rhumatisme est une maladie assez difficile à définir; par ce terme un peu vague, on désigne des arthropathies aiguës ou chroniques, de nature très différente, à allures très mobiles, d'origine nettement infectieuse dans certains cas et tout à fait inconnue dans d'autres, causées par une prédisposition héréditaire ou constitutionnelle et le plus souvent par des influences atmosphériques parmi lesquelles le froid et l'humidité semblent jouer un rôle prépondérant.

Cette dernière étiologie devait porter les rhumatisants à rechercher la chaleur comme moyen de guérison et les eaux chaudes ont toujours été un procédé thérapeutique très goûté de ces malades. Plombières avec ses eaux thermales, hyperthermales même (72°) s'imposait à leur attention, ainsi qu'une foule d'autres stations à eaux plus ou moins chaudes.

Comment agissent les eaux de Plombières sur les rhumatismes ?

Plombières fait partie du groupe des stations dites à eaux indéterminées ou indifférentes, en ce sens qu'en raison de leur minéralisation excessivement faible, on ne peut leur assigner aucune formule chimique. Ses eaux contiennent quelques centigrammes ou milligrammes de nombreuses substances, si bien que pour un litre d'eau, on arrive à un total de 0 gr. 39 de corps simples, acides et bases; aussi s'est-on demandé longtemps comment et pourquoi elles produisaient des effets si réels et si efficaces.

Leur *thermalité* est un facteur qu'on ne peut révoquer en doute, elle entre pour une bonne part dans les succès de la thérapeutique hydro-minérale, mais ce n'est pas tout, car les rhumatisants qui font de l'hydrothérapie chaude avec une eau ordinaire obtiennent, il est vrai, des résultats appréciables, mais il est d'observation clinique que ces derniers ne sont ni aussi beaux, ni aussi rapides, ni aussi durables que ceux qu'on obtient dans les différentes stations thermales; il y a donc un autre élément que la thermalité.

Est-ce à une sorte *d'électricité* naturelle due aux transformations chimiques qui s'accomplissent dans les sources, à une dissociation moléculaire qu'il faut attribuer les effets des eaux de Plombières? C'est là une hypothèse admissible qui ne doit pas être considérée comme quantité négligeable. Voici d'ailleurs ce que dit M. Garrigou (de Toulouse), dans un rapport présenté au Congrès d'hydrologie de Grenoble en 1902 : « Les eaux minérales sont dans de telles conditions physiques et chimiques qu'elles portent constamment avec elles un état électrique qu'on n'a pas encore défini d'une manière exacte, mais qui se manifeste par des courants agissant sur le téléphone mieux encore que sur les galvanoscopes les plus sensibles et qu'une oreille même inexpérimentée peut entendre et constater ».

Telles étaient jusqu'ici les principales raisons évoquées pour expliquer l'action des eaux à faible minéralisation. Les travaux de MM. Becquerel, Curie et Laborde viennent vraisemblablement de nous donner la clef du mystère. Ces savants ont mis en évidence la présence de l'*émanation du radium* dans les gaz et les eaux de différentes sources thermales et ce sont précisément les eaux à faible minéralisation qui présentent le plus de radium; Gastein en Autriche, vient en première ligne; en France, Plombières tient la tête, puis viennent Bourbon-Lancy, Bains, Luxeuil, Néris, Bagnoles-de-l'Orne, etc.

Comme on le sait, les corps radiants sont doués de propriétés *sédatives* et *analgésiantes* de premier ordre. « L'action analgésiante des substances radioactives, dit M. Raymond (1), m'a d'autant plus séduit que nous ne connaissons que fort peu de moyens capables de diminuer aussi rapidement et aussi énergiquement les manifestations douloureuses en général ».

(1) *Bulletin de l'Ac. de Médecine*, 21 juin 1904.

Les corps radiants ont de plus des *propriétés stimulantes sur la nutrition générale* se traduisant dans l'élimination urinaire par une augmentation du rapport de l'azote de l'urée à l'azote total.

Ajoutons qu'à Plombières, on constate pendant le traitement une augmentation de la quantité des urines et une élimination d'acide urique supérieure à la normale.

Nous pouvons donc conclure que les eaux de Plombières agissent efficacement sur les rhumatismes par les modifications qu'elles impriment à la nutrition en la stimulant avec douceur et surtout en agissant grâce à la radio-activité sur l'élément douleur qu'elles atténuent considérablement ou suppriment totalement.

CONVALESCENCE DES RHUMATISMES AIGUS

Avant d'étudier les différentes formes de rhumatismes tributaires de Plombières, quelques généralités sont nécessaires.

Il est en effet toute une catégorie de rhumatisants que nous devons éliminer de cette station et envoyer ailleurs, ce sont les sujets affectés de rhumatismes à allures torpides, évoluant sur un terrain mou, lymphatique. Ces malades ont leur place tout indiquée dans les stations possédant des eaux franchement stimulantes et modifiant rapidement la nutrition générale, stations dont Aix-les-Bains représente le type le plus parfait; il en est de même, mais à un degré moindre, des stations sulfurées-sodiques des Pyrénées : Amélie-les-Bains, Barèges, Luchon, Saint-Sauveur.

Plombières, avec ses eaux calmantes, sédatives, convient surtout aux rhumatismes évoluant sur un terrain névropathique, aux malades à système nerveux facilement impressionnable et excitable, en un mot, aux neuro-arthritiques. C'est sur ces malades que les eaux agiront d'une façon efficace, absolument certaine, les améliorant toujours, les guérissant souvent s'ils ont le loisir et la persévérance de faire une cure sérieuse, sans précipitation et prolongée s'il est nécessaire au delà du terme convenu de vingt et un jours.

Convalescence du rhumatisme articulaire aigu. — Un malade en pleine crise de rhumatisme articulaire aigu ne devra pas songer à faire une cure dans une station thermale, quelle qu'elle soit, ceci est de toute évidence; il ne pourrait en retirer aucun avantage et multiples en seraient les inconvénients.

Il n'en est pas de même dans la période de convalescence. Certains malades ne parviennent pas à se rétablir; malgré tous les soins qu'ils prennent, la fièvre se rallume, les articulations deviennent de nouveau douloureuses et ils font rechute sur rechute; c'est en vain que le médecin épuise la gamme des médicaments spécifiques ou non, toutes les médications échouent successivement. C'est dans ce cas qu'il faut songer à un traitement thermal dans une station à eau sédative, car une eau fortement minéralisée ou une eau sulfureuse excitante ne ferait qu'aviver la plaie et la maladie subirait une nouvelle recrudescence; encore faut-il que les eaux indéterminées soient maniées avec une grande prudence, il est même difficile d'éviter une petite poussée aiguë qui n'a d'ailleurs qu'un caractère passager; il suffit alors de suspendre le traitement pendant une période très courte pour qu'il soit ensuite repris avec succès et cette fois sans avoir à l'interrompre.

Dans d'autres cas, la convalescence ne se dément pas, mais le malade conserve des articulations qui ne peuvent recouvrer leur souplesse : massages, frictions, mobilisation active et passive, rien n'y fait; c'est dans ce cas qu'un traitement thermal à Plombières, consistant en bains et surtout en étuves, rendra aux jointures affectées leur mobilité normale.

Rhumatismes et cardiopathies. — Peut-on envoyer dans une station thermale à eaux indéterminées un rhumatisant atteint d'affection cardiaque? C'est là un point très intéressant de pratique qui fait souvent hésiter un médecin à prendre une telle détermination.

En réalité, il n'y a aucun inconvénient à diriger sur Plombières ou sur des stations similaires un rhumatisant atteint de lésions cardiaques, soit récentes, soit anciennes; jamais on ne note d'accidents; pour ma part, j'ai envoyé aux étuves des rhumatisants cardiaques qui n'ont eu qu'à se louer du traitement; il peut quelquefois se produire de petites poussées d'endo-péricardite, mais ces faits sont rares et ne présentent aucun caractère de gravité.

Un seul cas contre-indique formellement une cure thermale, c'est l'*asystolie;* tant que la lésion est bien compensée, on peut en toute sécurité faire suivre au malade le traitement ordinaire, traitement qui sera suivi de très près, cela va sans dire.

Le traitement hydro-minéral a-t-il une action directement bienfaisante sur les lésions cardiaques ? D'une façon générale, on peut dire qu'elles ne sont pas améliorées du fait de la cure thermale ; aucune station ne peut se vanter d'agir sur la lésion elle-même, mais la cure sédative de Plombières agit chez ces malades en améliorant l'état général et la nutrition, en modérant l'éréthisme cardiaque, en diminuant les palpitations s'il en existe, en somme, en calmant le système nerveux.

Pseudo-rhumatisme infectieux. — Si toute infection peut se compliquer d'arthropathies, les pseudo-rhumatismes sont surtout l'apanage de quelques-unes d'entre elles, en particulier de la blennorragie. Naturellement, nous n'avons pas en vue les arthrites purulentes qui peuvent survenir à la suite d'une infection et qui sont rares dans la gonococcie : ces arthrites relèvent du chirurgien ; mais certains pseudo-rhumatismes se localisant à une ou deux jointures de prédilection pour y déterminer des lésions profondes, ankylosantes et désespérément tenaces sont justiciables des stations hyperthermales, tel est le cas de la blennorragie qui produit souvent dans les articulations du genou, du coude et du poignet, des arthrites fibreuses qui deviennent pour le malade une véritable infirmité. Sans doute, le rhumatisme blennorragique peut présenter bien des variétés de lésions articulaires (arthralgie, hydarthrose, etc.), mais la forme plastique ankylosante est de outes la plus commune.

Or que faire contre cette ankylose? Dès que les douleurs articulaires ont disparu, dès que la période aiguë est terminée, il faut songer à la mobilisation associée à l'hydrothérapie chaude. Le bain de Plombières, les étuves combinées à la douche-massage et aux douches chaudes locales peuvent prévenir l'ankylose ou empêcher son développement s'il y a déjà un début de rétraction; mais que le malade ne perde pas un temps qui pour lui est des plus précieux, car l'arthrite fibreuse évolue avec une grande rapidité!

RHUMATISMES CHRONIQUES

Il est difficile de classer les rhumatismes chroniques d'après leur anatomie pathologique, car les lésions constatées du côté des cartilages, des synoviales et des os sont du même type, ce n'est qu'une question de degrés. Avec Teissier et Roque, il est bien plus logique de baser leur classification d'après leur pathogénie, leur évolution et leurs suites plus ou moins lointaines. « Des lésions très variables d'aspect et de siège peuvent résulter d'un même agent pathogène et être des modalités d'une même maladie, tandis que des lésions identiques de situation et de structure peuvent être causées par des agents différents et constituer des maladies dissemblables qu'on ne saurait rapprocher ni grouper ensemble (1).

Nous les diviserons donc en trois groupes : le premier comprend les rhumatismes chroniques déterminés par le froid humide ou les moisissures, formes de longue durée. se terminant par la tuberculose ou l'insuffisance rénale.

Dans le deuxième groupe rentrent les rhumatismes chroniques succédant à plus ou moins longue

(1) Teissier et Roque, *Rhumatismes chroniques.*

échéance à une infection (rhumatisme articulaire aigu, blennorragie, etc.).

Le troisième groupe renferme les rhumatismes chroniques d'origine toxique ou dyscrasique, appelés vulgairement rhumatismes goutteux.

PREMIER GROUPE

RHUMATISME CHRONIQUE DÉFORMANT

Nous avons à examiner brièvement deux formes : l'une polyarticulaire, l'autre mono ou oligoarticulaire.

A. **Le rhumatisme chronique déformant polyarticulaire ou rhumatisme noueux** est exclusivement causé par le froid humide habituel; c'est la maladie des laveuses, des égoutiers, des mariniers, des vagabonds, des soldats faisant partie d'une campagne de longue durée, etc., ainsi que des gens qui habitent une maison humide, que l'humidité résulte de plâtres encore frais ou de vieilles maisons à murs salpêtrés, adossées à une côte et privées de soleil pendant une grande partie de la journée. C'est une maladie de tous les âges, mais principalement de l'âge adulte.

Appelé aussi rhumatisme *progressif*, ce qualificatif indique suffisamment sa marche.

L'affection débute symétriquement par des douleurs et de la tuméfaction à l'extrémité des membres supérieurs, puis surviennent des crampes périarticulaires avec de la *rétraction spasmodique* des muscles, d'où des *déformations* caractéristiques, le tout entrecoupé par des périodes de rémission.

Peu à peu les mêmes phénomènes font leur apparition aux poignets, aux coudes, puis vient le tour des membres inférieurs.

Les déformations se ramènent à trois types aux extrémités supérieures : le type de flexion, le type d'extension et le type rectiligne; souvent les trois modalités se trouvent réunies à la même main.

Aux membres inférieurs, le gros orteil est déjeté en dehors, de façon à recouvrir les autres orteils ; le pied se trouve soit en varus équin, soit en valgus; le genou est difforme, l'extrémité inférieure du fémur débordant en avant le plateau tibial.

Quelquefois la colonne cervicale est prise, provoquant la flexion de la tête que le patient ne peut soulever qu'au prix de violentes douleurs.

Tel est succinctement le tableau du rhumatisme chronique déformant qui fait d'un malade un infirme définitif, traînant pendant de longues années une misérable vie qui se termine par la cachexie tuberculeuse ou par l'insuffisance rénale.

B. La forme oligo ou monoarticulaire est encore appelée **rhumatisme chronique partiel, arthrite sèche ou sénile**; sa pathogénie est identique à celle du rhumatisme chronique polyarticulaire, mais contrairement à ce dernier, il ne s'attaque qu'aux grandes articulations (genou, hanche), et se cantonne en général à une seule jointure, rarement à deux ou trois. Les sujets atteints ont déjà un âge avancé. Sa marche est aussi lente que celle de la forme précédente, mais beaucoup moins douloureuse.

A la période d'état, on constate chez ces malades de l'atrophie musculaire, de la laxité des ligaments, des craquements articulaires, des mouvements limités et par conséquent de l'impotence fonctionnelle. L'albuminurie est la fin habituelle de ces malades.

Parfois le rhumatisme chronique progressif et le rhumatisme partiel se surajoutent, l'un venant se greffer sur l'autre ou réciproquement, le dernier venu faisant en général disparaître le premier en date.

L'étude des symptômes et de la marche du rhumatisme chronique déformant nous amène à faire quelques remarques relatives à la pathologie générale.

Cette affection n'a-t-elle pas des analogies avec les maladies des centres nerveux et avec les névroses?

Les crampes douloureuses périarticulaires en amenant des rétractions spasmodiques qui produisent des déformations avaient déjà éveillé cette idée dans l'esprit observateur de Charcot. Pour Teissier et Roque, le rhumatisme chronique progressif leur apparaît comme une affection qui pourrait bien être d'ordre trophonévrotique ; dans un certain nombre d'autopsies de sujets atteints de cette maladie, ils ont constaté l'existence de plaques méningitiques diffuses englobant des racines spinales ; d'autres auteurs ont trouvé de la pachyméningite cervicale ; ce qui fait défaut à la théorie, c'est l'existence de lésions des racines rachidiennes correspondantes. L'hypothèse est en tout cas vraisemblable, et j'ai cru utile de la signaler en vertu de l'intérêt qu'elle comporte.

Traitement hydro-minéral du rhumatisme noueux. — Le traitement thermal de Plombières agit d'une façon très efficace sur le rhumatisme noueux ; à coup sûr, on n'obtient pas la guérison complète, elle ne se voit même jamais, mais on en retire une très grande et très réelle amélioration, en vertu de laquelle les malades ne sont plus des infirmes, ce qui est déjà beaucoup.

Sous l'influence du traitement, les articulations reprennent de la souplesse, les tuméfactions se résolvent, les phénomènes douloureux diminuent ou disparaissent, ainsi que les spasmes et les crampes. J'ai vu arriver à Plombières des malades tout à fait impotents, traînés depuis plusieurs années dans une petite voiture ; au bout de vingt-cinq jours, ces mêmes malades pouvaient marcher, appuyés seulement sur une canne. Je suis persuadé que si les rhumatisants chroniques voulaient bien se soumettre à une cure de quarante jours environ, entrecoupée de petites périodes de repos, ils obtiendraient des résultats bien supérieurs à ceux que l'on voit généralement.

Quels sont les moyens employés à Plombières pour combattre le rhumatisme déformant?

En premier lieu, le *bain* à 36° ou 37° modère les douleurs, favorise l'assouplissement des articulations et restreint considérablement les spasmes qui déterminent les déformations. Les bains hyperthermaux donnent également d'excellents résultats.

La révulsion faite au moyen de *douches* appropriées à chaque cas (douche chaude ou écossaise), appliquées sur les jointures malades et sur la colonne vertébrale contribuent puissamment à diminuer l'irritation locale ainsi que l'irritation méningo-spinale existant dans bien des cas de rhumatisme déformant, ainsi que nous l'avons vu précédemment.

Les sudations pratiquées au moyen des *étuves locales et générales* sont un des moyens les plus efficaces pour diminuer les fluxions articulaires et pour lutter contre la diathèse.

Enfin, la *douche-massage* administrée à une température convenable et faite avec douceur agit dans le même sens que les agents thérapeutiques précédents.

DEUXIÈME GROUPE

RHUMATISME CHRONIQUE D'INFECTION.

Dans ce groupe rentrent les rhumatismes chroniques que l'on peut nettement rattacher à une infection antérieure, qu'il s'agisse du rhumatisme articulaire aigu, de la blennorragie, de la tuberculose ou de toute autre infection ; nous ne passerons en revue que les deux premiers qui sont de beaucoup les plus fréquents. Au point de vue clinique et anatomo-pathologique, nous retrouvons les lésions décrites précédemment, toute la différence consistant dans l'étiologie où le froid humide ne joue plus qu'un rôle secondaire, dans la marche et dans les complications plus ou moins graves qui peuvent survenir.

A. **Rhumatisme chronique d'origine rhumatismale.** — Nous avons à étudier ici trois formes, l'une polyarticulaire, l'autre mono ou oligoarticulaire et une troisième appelée rhumatisme fibreux.

1° *La forme polyarticulaire* se rencontre surtout chez les jeunes gens. A une banale poussée rhumatismale aiguë, où les grandes et petites jointures se prennent indistinctement, succède un rhumatisme chronique polyarticulaire n'affectant que les petites articulations et laissant indemnes les grandes. Nous avons alors le tableau complet du rhumatisme noueux

BIBLIOTHÈQUE NATIONALE RF IMPRIMÉS

avec spasmes musculaires douloureux, atrophies musculaires, ankyloses et déformations arrivant en quelques mois à leur complet développement et bien plus exagérées que dans la polyarthrite déformante. Rien n'y manque. Heureusement les lésions ne durent pas; en deux ou trois ans, tout disparaît ou peu s'en faut. Mais l'appareil cardio-vasculaire indemne dans les rhumatismes chroniques du premier groupe est ici touché d'une façon irréparable; les lésions mitrales et sigmoïdes se rencontrent aussi fréquemment que les aortites et les péricardites. Le malade au lieu de mourir tuberculeux ou brightique meurt cardiaque.

2° Chez les adultes, *la forme mono ou oligoarticulaire* est plus commune; ici le rhumatisme chronique partiel succède à une ou plusieurs poussées aiguës, il affecte une ou deux grandes articulations et abandonne les petites; l'affection est de longue durée, subit de temps à autre des exacerbations plus ou moins violentes et aboutit finalement à l'arthrite sèche. Le cœur et les vaisseaux sont touchés comme dans la forme précédente.

3° En passant à l'état chronique, le rhumatisme articulaire aigu s'en prend aux tissus périarticulaires et constitue le *rhumatisme chronique fibreux* simulant le rhumatisme déformant par la production de déplacements et de rétractions articulaires. Il en diffère cependant, car le pouce et le gros orteil indépendants des aponévroses palmaires et plantaires sont complètement épargnés; il n'y a ni gonflement des épiphyses, ni production d'ostéophytes, ni crépitation osseuse comme dans le rhumatisme noueux.

Sa durée est fort longue et ses lésions sont la plupart du temps définitives. Ici aussi les lésions cardio-vasculaires surviennent immédiatement et demandent à être cherchées avec soin.

Prenant parfois le masque du rhumatisme chronique partiel, le rhumatisme fibreux attaque les grandes articulations; la périarthrite scapulo-humérale en est une des formes les plus fréquentes.

B. **Rhumatisme chronique blennorragique.** — Nous avons vu plus haut l'arthrite ankylosante qui évolue si rapidement au cours de blennorragie, nous n'y reviendrons pas. Il s'agit ici du rhumatisme chronique qui survient sans infection nouvelle chez un vieux blennorragique sous l'influence d'une goutte uréthrale persistante ou à l'occasion d'une poussée d'uréthrite. Cette forme produit des polyarthrites déformantes des mains et des pieds.

Aux mains le début est parfois aigu; on y observe une véritable dactylite donnant aux doigts l'aspect de radis, dactylite qui passe ensuite à l'état chronique. Souvent la chronicité est primitive, toutes les articulations des mains se prennent successivement et présentent le tableau du rhumatisme noueux.

Aux pieds, la gaîne du tendon d'Achille est d'abord atteinte; viennent ensuite les articulations tibio-tarsiennes, métatarsiennes et phalangiennes ; les déformations sont celle de la polyarthrite déformante, mais les douleurs et la gêne fonctionnelle sont plus intenses en raison de l'inflammation des gaines tendineuses.

Plombières et les rhumatismes chroniques d'infection. — L'influence de la cure de Plombières sur les rhumatismes chroniques du deuxième groupe est identique à celle qu'elle exerce sur les diverses manifestations du rhumatisme noueux dont nous retrouvons d'ailleurs ici la symptomatologie.

Les bains, les étuves, la douche-massage et les douches sédatives et révulsives calmeront les spasmes musculaires, aboliront les douleurs, rendront aux articulations leur souplesse et hâteront la guérison du rhumatisme chronique.

Quant au rhumatisme fibreux, on ne peut qu'empêcher son développement et sa marche progressive; l'emploi des douches écossaises très chaudes combiné avec celui des étuves humides remplira ce but.

TROISIÈME GROUPE

RHUMATISME DYSCRASIQUE OU GOUTTEUX.

Ce groupe renferme des arthrites chroniques d'aspect très différent où nous retrouvons les mêmes symptômes que précédemment, c'est-à-dire la douleur, l'impotence fonctionnelle, les craquements, les pseudo-ankyloses et les amyotrophies.

L'anatomie pathologique et la radiographie (Teissier) nous montrent la prédominance des lésions au niveau des synoviales, l'intégrité des cartilages, l'absence de déformation des têtes osseuses et la présence de taches blanches attestant la constitution uratique des nodosités.

L'étiologie est bien différente de celle des deux groupes précédents; ici, ni froid humide, ni infection antérieure, mais au contraire des malades relevant de la diathèse arthritique : asthme, migraine, diabète, lithiase biliaire, dyspepsie, dilatation gastrique, entérites, etc. Nous avons donc un rhumatisme arthritique, appelé aussi goutteux, non qu'il s'agisse de goutte véritable, car le tophus fait défaut, mais de lésions viscérales et vasculaires semblables à celles rencontrées au cours de la goutte.

Le rhumatisme goutteux comprend bien des formes cliniques qu'on sépare généralement pour la description, mais qui en réalité se trouvent bien souvent réunies sur le même sujet.

A. **Rhumatisme chronique simple.** — C'est une forme de l'âge adulte. Il débute sans douleur et s'installe d'une façon chronique; il occupe le plus souvent les grandes articulations, quelquefois les petites, sans jamais arriver à la griffe du rhumatisme noueux ni aux déformations du rhumatisme partiel. Le malade souffre très peu; quelques poussées aiguës de temps à autre, de la raideur et de l'impotence fonctionnelle, quelques craquements perçus à la palpation ou par l'oreille et c'est tout.

Au point de vue anatomique, les lésions portent surtout sur les synoviales, sans qu'il y ait une sécrétion séreuse supérieure à la normale, c'est une arthro-synovite sèche.

Si cette forme est bénigne par elle-même, elle peut devenir grave en raison des lésions que la diathèse arthritique peut produire du côté des viscères, en particulier des reins.

Le **rhumatisme vague** ou **ambulatoire** est une variété de la forme précédente. Il consiste en algies très mobiles, apparaissant et disparaissant avec une extrême rapidité au niveau des jointures et alternant avec des douleurs musculaires et névralgiques. On perçoit quelques craquements, les articulations ne sont pas déformées. La persistance des douleurs explique le nervosisme des malades qui ont généralement atteint l'âge mûr.

B. **Rhumatisme chronique ostéoalgique.** — C'est encore une forme frappant les neuro-arthritiques et consistant en douleurs occupant principalement les os longs, quelquefois les mains, apparaissent la nuit et disparaissent le matin. Les articulations sont indolores et absolument indemnes.

A l'examen radiographique, Teissier a constaté de petites nodosités miliaires développées sous le périoste, dues très probablement à des dépôts uratiques. C'est à ces nodosités que Teissier attribue les douleurs ressenties par les malades et ressemblant beaucoup aux douleurs ostéocopes de la syphilis.

C. Les **nodosités d'Heberden** constituent la troisième variété du rhumatisme goutteux ; elles sont trop connues pour être décrites ici.

D. Les dyspepsies de nature arthritique, l'hyperchlorhydrie, la dilatation gastrique, les entérites en provoquant l'apparition d'une dyscrasie acide peuvent donner naissance à toutes les formes du rhumatisme chronique. Ce dernier s'améliore ou s'aggrave en même temps que la maladie gastro-intestinale et suit une marche parallèle, l'un se trouvant sous la dépendance de l'autre.

Bouchard a même décrit sous le nom de **camptodactylie**, une arthrite spéciale qu'on ne rencontre qu'au cours de la dilatation de l'estomac, et qui est produite par les fermentations acides, si fréquentes dans l'ectasie gastrique. Elle consiste en deux nodules latéraux développés au milieu de l'articulation phalango-phalanginienne des doigts, nodules qui s'accroissent et s'ossifient en produisant une petite difformité qui ne gêne que très peu les mouvements.

Traitement hydro-minéral du rhumatisme dyscrasique. — Le traitement du rhumatisme goutteux, pour jouir de quelque efficacité, doit s'adresser à la diathèse, chercher à modifier les dispositions constitutionnelles du sujet, lutter en un mot contre l'arthritisme.

Plombières convient donc d'une façon toute spéciale à ces malades qui ne sont pas seulement des arthritiques, mais encore des neurasthéniques à excitabilité très exagérée. Les stations fortement minéralisées doivent leur être déconseillées; ce qui concourt à la guérison, ce sont les eaux qui, tout en calmant l'irritabilité et les douleurs, excitent la nutrition d'une façon douce et progressive; les eaux faiblement minéralisées, comme Plombières, Néris, remplissent merveilleusement ce but. Les bains en calmant les douleurs et en modifiant avantageusement l'excitabilité nerveuse, les étuves en facilitant l'élimination par la peau des substances toxiques contenues dans l'organisme, les douches révulsives en agissant sur les jointures ankylosées rendront aux rhumatisants arthritiques les plus grands services.

RHUMATISME ABARTICULAIRE

Les rhumatisants sont exposés à une foule de manifestations morbides portant sur des régions bien différentes des articulations, et appelées pour cette raison « abarticulaires ».

C'est dans ce groupe que rentre le *rhumatisme musculaire* si fréquent et si douloureux, le torticolis, la pleurodynie, le lumbago.

Font encore partie de la famille rhumatismale certaines manifestations cutanées (érythrèmes, urticaire, œdème), des troubles nerveux (névralgie sciatique, chorée, migraine), des viscéralgies (gastralgie, entéralgie) et certaines dyspepsies gastro-intestinales alternant avec d'autres troubles d'origine nettement rhumatismale.

Toutes ces manifestations abarticulaires, qu'elles soient isolées ou accompagnées de lésions des jointures, sont parfaitement justiciables de Plombières.

RHUMATISME INFANTILE

Pour être moins fréquent que chez l'adulte, le rhumatisme articulaire aigu est loin d'être rare chez l'enfant, surtout après sept ou huit ans.

Chez lui, la symptomatologie est identique à celle de l'adulte, mais les phénomènes observés n'ont ni la même acuité, ni la même durée; de plus, les manifestations articulaires disparaissent sans laisser de trace. Bref, le rhumatisme infantile est extrêmement bénin en tant que lésion des jointures.

Il n'en est pas de même si on l'étudie dans ses complications du côté des viscères, en particulier du cœur. Très souvent, le rhumatisme provoque une péricardite très grave, parfois mortelle. Cette péricardite peut s'associer à de l'endocardite et si l'enfant survit, il n'en reste pas moins affligé d'une insuffisance mitrale ou aortique, lésion malheureusement définitive qui pourra s'aggraver si l'attaque rhumatismale vient à récidiver, ce qui n'est pas rare.

C'est pour éviter cette récidive que l'enfant rhumatisant fera une cure à Plombières, car il y soignera sa diathèse arthritique souvent associée à du nervosisme.

De plus, si à la suite d'une première atteinte le cœur est resté indemne, qui peut affirmer qu'il en sera de même à une deuxième ou à une troisième?

Concluons donc que la cure de Plombières a sur le rhumatisme infantile une action purement préventive; elle peut éviter une rechute ainsi que toutes les conséquences qu'elle comporte.

TRAITEMENT ANTIRHUMATISMAL EN USAGE A PLOMBIÈRES

Les ressources que fournit Plombières pour lutter contre la diathèse rhumatismale et ses diverses manifestations sont des plus variées ; aussi allons-nous passer en revue les moyens thérapeutiques le plus souvent usités dans ce but.

Étuves générales.

De tous les traitements prescrits contre l'arthritisme et contre les rhumatismes chroniques, j'estime que les étuves comptent parmi les plus efficaces et qu'elles constituent un agent thérapeutique de premier ordre. Bien des stations thermales qui sont réputées pour soigner les rhumatismes n'en possèdent pas et Plombières a la bonne fortune d'être la seule des stations de l'Est pouvant se vanter d'en mettre à la disposition des malades qui viennent y soigner cette affection.

C'est par le bain Stanislas qu'on accède aux Étuves construites par les Romains à l'époque de César. Enfouies pendant des siècles en raison de différents cataclysmes qui s'abattirent sur Plombières, elles ne furent retrouvées et mises à découvert qu'en 1857 par l'ingénieur Jutier, alors qu'il faisait exécuter d'importants travaux de captage. Dans un coin de l'étuve, on retrouva même le tuyau de plomb et le robinet de cuivre qui, à l'époque romaine, servaient à amener l'eau thermale.

Les étuves générales du bain Stanislas, suffisamment spacieuses pour contenir plusieurs personnes à la fois, sont au nombre de deux, l'une réservée aux hommes (c'est l'ancienne étuve romaine), l'autre réservée aux dames. Toutes deux sont des étuves humides naturelles dont la chaleur et la vapeur d'eau sont fournies par une source, dite du Robinet romain, atteignant la température de 72° C. Une troisième étuve humide dite « l'Enfer » se trouve au bain National.

Afin d'éviter des accidents, le malade, avant d'arriver à l'étuve, passe dans des salles de plus en plus chaudes; il séjourne d'abord dans un salon dont la température est réglée à 25°; de là il se rend dans une salle de repos où il y a de 28° à 30°. L'escalier et les couloirs conduisant à l'étuve sont à 35° et 40°; cette dernière a une température moyenne de 46°. Peu de stations thermales possèdent des étuves aussi chaudes, le fameux « Bouillon » d'Aix-les-Bains atteint à peine 42°.

La première impression ressentie est assez pénible,

la buée dégagée et la grande chaleur causent une certaine oppression, mais quelques secondes après, le malade se remet, sa respiration reprend un rythme normal et la transpiration s'établit.

La durée du séjour dans l'étuve est très variable suivant les personnes ; on peut dire qu'elle oscille entre 5 et 15 minutes ; quelques sujets entraînés peuvent y rester 20 minutes, davantage même, d'autres au contraire à peine 3 ou 4 minutes ; en général, les femmes sont plus réfractaires que les hommes ; en tout cas, on ne doit jamais dépasser la limite prescrite par le médecin, même si on se sent de force à subir l'épreuve plus longtemps.

Au point de vue physiologique, l'étuve a pour effet d'établir une abondante transpiration due à la sécrétion des glandes sudoripares, partant une perte de poids ; d'après Wigand, dans une étuve humide à 45°, cette perte serait de 15 grammes par minute ; la transpiration se continue d'ailleurs après la sortie du bain de vapeur. Cette transpiration facilite l'élimination de tous les produits d'auto-intoxication accumulés dans l'organisme et facilite une révulsion cutanée qui décongestionne les organes profonds. Comme conséquence de cette perte de liquide, le patient est en proie à une soif plus ou moins intense et la sécrétion urinaire se trouve abaissée ; le pouls augmente de fréquence, le cœur s'accélère jusqu'à provoquer parfois des palpitations et de l'angoisse précordiale. Dans ces circonstances le malade doit immédiatement sortir de l'étuve sous peine d'accidents graves ; il en est de même s'il ressent de la gêne respiratoire, des maux de tête, des nausées, des bourdonnements d'oreilles et du vertige.

En sortant de l'étuve, il s'etend sur un lit et enveloppé dans des couvertures, il continue la sudation pendant un temps plus ou moins long prescrit par le médecin et pendant lequel il est ou non massé. On le soumet ensuite à l'application d'une douche tiède, souvent même froide pour combattre l'action débilitante du bain de vapeur.

Étuves humides partielles.

Les étuves humides partielles, situées au bain National, comprennent le bain de vapeur en caisse et le bain de vapeur pour les membres inférieurs et supérieurs.

Dans le bain dit d'*encaissement*, le malade a la tête en dehors de l'atmosphère chargée de buée, tandis que le corps se trouve dans une caisse métallique où vient se concentrer la vapeur d'eau.

Les effets sont identiques à ceux de l'étuve générale, mais la suffocation étant moindre, puisque la tête est à l'air, le patient est moins incommodé que dans cette dernière et peut y séjourner plus longtemps ;

de ce fait, la transpiration se trouve accrue et en même temps l'efficacité du procédé.

Le bain de caisse est surtout indiqué chez les personnes ayant des tendances à la congestion céphalique, il donne donc à cet égard une absolue tranquillité. A part cela, les indications et contre-indications sont identiques à celles des étuves générales.

L'étuve destinée *aux membres inférieurs* est un espace rempli de vapeurs d'eau minérale dans lequel le malade introduit seulement les jambes et la moitié inférieure des cuisses, le reste du corps restant à l'extérieur. C'est un procédé local destiné à combattre les affections rhumatismales et névralgiques siégeant seulement aux membres inférieurs ; il est évident que même dans ce cas, l'étuve générale et le bain de caisse seraient préférables, mais on est obligé de tenir compte de la pusillanimité de certains malades auxquels les autres méthodes de sudation inspirent une crainte irréfléchie. Ajoutons que l'étuve locale en question est un procédé dont on peut user chez les cardiaques, tout en les surveillant de près.

L'étuve destinée *aux membres supérieurs* consiste dans une caisse métallique remplie de vapeur d'eau, dans laquelle on a pratiqué des orifices suffisamment larges pour que le malade puisse y passer les bras.

Douche-massage.

La douche-massage s'administre dans la position couchée, grâce à laquelle les muscles sont dans un état de complet relâchement.

Comme son nom l'indique, ce procédé consiste dans la combinaison d'un massage général ou local avec une douche également générale ou locale. La température et la pression varient à volonté.

L'appareil se compose d'un lit-sangle sur lequel s'étend le patient. Au-dessus et parallèlement à l'axe du corps se trouve un tuyau ar lequel arrive l'eau qui se déverse dans des ajutages s'embranchant sur celui-ci et perpendiculaires à son axe. Ces ajutages, au nombre de quatre ou cinq, suivant les appareils, sont séparés les uns des autres par une distance de $0^{m},30$ à $0^{m},35$ environ. Susceptibles de tourner autour du tuyau principal, ils se terminent par des embouts permettant à l'eau de s'échapper soit en jet, soit en pluie. Au moyen d'une simple manœuvre de robinets, il est facile d'obtenir une douche localisée sur la partie malade, ou quatre ou cinq douches tombant verticalement sur le patient, ce qui réalise en somme une douche générale. En même temps que la douche, on peut pratiquer un massage général ou seulement local.

Le masseur peut encore maintenir sous l'aisselle un tuyau terminé par un embout lié au niveau du poignet et administrer une douche à jet mobile qui remplace la douche verticale ou la renforce suivant les cas et les indications du médecin.

La douche-massage comporte de nombreuses indications, puisqu'on peut l'utiliser à la fois comme procédé général ou comme procédé local ; à elle seule, elle peut à la rigueur remplacer tous les autres appareils, grâce au jeu des multiples combinaisons dont elle est susceptible.

Bains et douches.

A Plombières, les bains constituent avec les étuves la base du traitement antirhumatismal.

Pris à une température comprise entre 34° et 37°, les malades éprouvent dès les premiers bains, une agréable sensation de bien-être auquel succède parfois une impression de fatigue et de lassitude indiquant le début de la crise thermale dont les symptômes consistent en maux de tête, abattement, anorexie, pesanteur gastrique, constipation. Assez souvent et surtout chez les rhumatisants, les symptômes de dépression font défaut et on constate au contraire des phénomènes d'excitation, tels qu'insomnie, irritabilité; les douleurs rhumatismales sont réveillées, quelquefois même se déclare une crise aiguë qui oblige d'interrompre le traitement. L'apparition des douleurs rhumatismales n'a rien de fixe : tantôt c'est vers le troisième jour qu'elles se manifestent, tantôt vers le dixième, en tous cas, c'est toujours dans la première moitié de la saison. On peut les éviter dans une certaine mesure en commençant par des bains très courts et en augmentant insensiblement leur durée.

La crise passée, tout rentre dans l'ordre, les douleurs se calment, l'excitation disparaît et le malade voit son état général et local s'améliorer de jour en jour.

Nous avons vu plus haut que les rhumatisants cardiaques pouvaient faire une cure à Plombières à la condition de ne pas présenter de phénomènes d'asystolie; les malades qui souffrent de palpitations les verront diminuer de nombre et d'intensité et retireront un bénéfice appréciable de leur cure.

Les bains hyperthermaux, c'est-à-dire donnés à une température supérieure à 37°, sont d'un emploi fréquent à Plombières. Ils donnent d'excellents résultats dans le traitement du rhumatisme chronique et en particulier dans celui du rhumatisme déformant.

Le bain hyperthermal est très court; on le prend d'abord à 37°, puis tous les deux jours on augmente d'un degré; certains malades peuvent le supporter jusqu'à 42° et 43°; il appartient au médecin de fixer la durée et la température de ce bain.

Une autre variété de bain hyperthermal consiste à le prendre comme il vient d'être indiqué, puis de le réchauffer pendant les quatre ou cinq dernières minutes à une température supérieure de trois degrés environ à la température initiale.

Par mesure de précaution, le malade doit toujours avoir sur la tête une compresse d'eau froide et la renouveler de temps en temps. Chez les sujets à tendances congestives, l'usage de ce bain devra être très surveillé.

Je n'ai pas à insister d'une façon particulière sur les douches données à Plombières dans le traitement des rhumatismes : chaque douche produit des effets multiples suivant son mode d'application, sa durée, sa température et sa pression.

Les douches froides et chaudes, la douche écossaise, la douche alternative ont chacune des indications bien nettes ; il appartient au médecin de les utiliser pour compléter ou corriger certains effets des bains et des étuves.

CONCLUSIONS

Pour résumer en quelques lignes les notions qui viennent d'être exposées, je terminerai par les conclusions suivantes :

D'une façon générale, par ses eaux chaudes, radioactives, par conséquent sédatives, tout en stimulant la nutrition avec douceur, Plombières convient aux rhumatismes évoluant sur un terrain névropathique. Sont contre-indiqués les rhumatismes à allures torpides chez les lymphatiques qui se trouveront mieux de l'usage d'une eau franchement et rapidement stimulante.

Les formes de rhumatismes justiciables de la cure de Plombières sont :

La convalescence du rhumatisme articulaire aigu ou subaigu dans le cas de rechutes fréquentes ou bien lorsque les articulations ont de la peine à recouvrer leur souplesse ;

Le rhumatisme blennorragique à sa période subaiguë pour prévenir les ankyloses ou empêcher leur développement habituellement si rapide ;

Le rhumatisme chronique déformant généralisé ou partiel, qu'il soit causé par le froid humide ou par une infection antérieure. La cure thermale supprime les spasmes douloureux, atténue par ce moyen les déformations articulaires et arrête cette affection dans sa marche progressive ;

Le rhumatisme chronique fibreux pour empêcher son développement ;

Le rhumatisme dyscrasique ou goutteux et ses variétés : rhumatisme vague ou ambulatoire, arthrosynovite sèche, rhumatisme chronique ostéoalgique, nodosités d'Héberden ;

Le rhumatisme abarticulaire (rhumatisme musculaire, lumbago, torticolis, névralgie sciatique, viscéralgies d'origine nettement rhumatismale) ;

Le rhumatisme infantile à titre préventif.

Telles sont les différentes formes de rhumatismes relevant de Plombières, compliqués ou non de lésions cardiaques pourvu qu'elles soient bien compensées.

BIBLIOTHÈQUE NATIONALE RF IMPRIMÉS

TABLE

BIBLIOTHÈQUE NATIONALE RF IMPRIMÉS

BAR-LE-DUC. — IMPRIMERIE CONTANT LAGUERRE.

www.ingramcontent.com/pod-product-compliance
Ingram Content Group UK Ltd.
Pitfield, Milton Keynes, MK11 3LW, UK
UKHW020410220726
13923UKWH00004B/1862

9 782019 262839